DE LA

RUPTURE DE L'ANKYLOSE DU GENOU

ET SPÉCIALEMENT

D'UN PROCÉDÉ POUR ÉVITER LA SUBLUXATION DU TIBIA

PAR

Francisque CHABOUX,
Docteur en médecine de la Faculté de Paris,
Ex-interne des hôpitaux de Lyon.

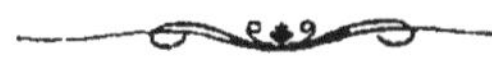

PARIS
A. PARENT, IMPRIMEUR DE LA FACULTÉ DE MÉDECINE
31, RUE MONSIEUR-LE-PRINCE, 31

1879

DE LA

RUPTURE DE L'ANKYLOSE

DU GENOU

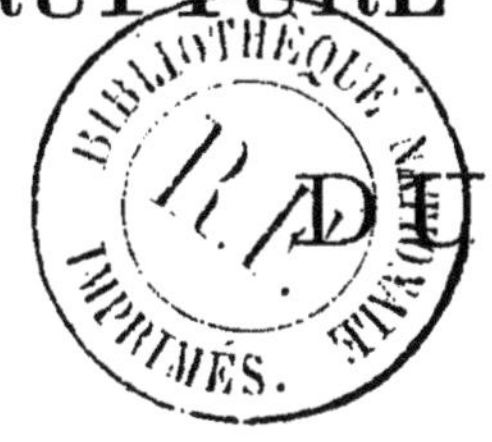

ET SPÉCIALEMENT

D'UN PROCÉDÉ POUR ÉVITER LA SUBLUXATION DU TIBIA

PAR

Francisque CHABOUX,
Docteur en médecine de la Faculté de Paris,
Ex-interne des hôpitaux de Lyon.

PARIS
A. PARENT, IMPRIMEUR DE LA FACULTÉ DE MÉDECINE
31, RUE MONSIEUR-LE-PRINCE, 31

1879

A MON PERE

A MA MERE

A MON FRÈRE

A MON ONCLE Marin CHABOUX

A MA FAMILLE

A MES AMIS

A MON PRÉSIDENT DE THÈSE

A M. LE PROFESSEUR VERNEUIL

A MES MAITRES

DE LA RUPTURE

DE L'ANKYLOSE DU GENOU

ET SPÉCIALEMENT

D'UN PROCÉDÉ POUR ÉVITER LA SUBLUXATION DU TIBIA

INTRODUCTION

Tous les auteurs signalent la fréquence de la subluxation du tibia en arrière et en dehors pendant les tentatives de redressement; et tous font le même aveu désespérant, à savoir qu'il est très-difificile, souvent même impossible d'empêcher l'accident de se produire. Nous croyons donc être utile en faisant connaître un procédé qui lutte avantageusement contre cette fatale tendance du tibia à se porter en arrière : ce procédé compte déjà, comme nous le verrons, des succès nombreux et remarquables.

Nous avons aussi jugé bon de faire l'examen critique de plusieurs questions encore en litige, telles que les sections tendineuses et le rétablissement des mouvements. Cela nous a entraîné à faire une étude à peu près complète de l'ankylose du genou.

La première partie de notre travail est consacrée à

l'historique des diverses méthodes de traitement qui ont été ou sont encore en faveur.

Dans la deuxième partie, nous étudions l'anatomie et la physiologie pathologiques de l'ankylose, les obstacles au redressement et les causes des luxations du tibia.

Dans la troisième, nous passons en revue les indications et les accidents du redressement et plusieurs autres questions préjudicielles ; puis nous combattons l'usage abusif des sections tendineuses et de la mobilisation consécutive.

Enfin, dans la quatrième partie, nous décrivons le procédé destiné à empêcher les déplacements du tibia, dont nous avons déjà établi la fréquence, puis nous terminons par l'exposé des succès dus à ce mode de redressement.

Qu'il nous soit permis de remercier ici M. le professeur Desgranges de la bienveillance avec laquelle il nous a communiqué ses observations. Il nous a inspiré le sujet de ce travail et nous a éclairé de ses conseils.

I

HISTORIQUE

« L'ankylose, d'après M. Verneuil (Congrès méd. de Lyon, 1864, p. 267), est une affection apyrétique, non douloureuse, qui succède à diverses lésions articulaires, et amène la perte du mouvement. » Cette définition, la meilleure que nous ayons trouvée dans les auteurs, a l'immense avantage de faire disparaître de la classe des ankyloses une foule d'affections qui en usurpent encore le titre, et de rendre plus précise, par conséquent plus profitable au malade, la thérapeutique de cet état morbide. Mettons donc de côté, avec M. Verneuil, la perte de mouvement qui accompagne l'arthrite aiguë, l'immobilité qui, due à des contractures musculaires, disparaît sous l'influence de l'anesthésie, et enfin les roideurs articulaires qui suivent le repos prolongé exigé par certaines fractures. L'ankylose dite fibreuse du genou, la seule dont nous voulions nous occuper, est le plus ordinairement le reliquat d'une inflammation d'une des parties constituantes de la jointure ; elle n'est pas une maladie primitive, mais la terminaison d'une maladie antérieure.

Cela dit, voyons par quelles phases successives a passé le traitement de l'ankylose du genou. Il a traversé, croyons-nous, trois grandes périodes : la première, qui s'étend d'Hippocrate à Fabrice de Hilden, est une période de non-intervention : les chirurgiens ne tentent rien ou à peu près rien pour la guérison de l'ankylose, alors réputée complétement incurable ; quelques-uns même n'hésitent pas à pratiquer l'amputation de cuisse dans certains cas d'ankylose angulaire du genou où la jambe n'est plus qu'une gêne et un fardeau inutile. La marche sur un pilon substituée à la marche avec deux béquilles leur paraît un bénéfice suffisant pour courir les chances d'une aussi grave opération.

La seconde période, qui s'étend de Fabrice de Hilden à Bonnet (1646-1845), est une période d'essai et de tâtonnement. De nombreux travaux se font jour, des traitements variés sont préconisés tour à tour, sans qu'aucun réussisse à gagner la faveur et la confiance des chirurgiens. A tel point qu'en 1847, Nélaton ne traite encore que les roideurs articulaires justiciables du massage, des douches et de la mobilisation par les procédés de douceur; il rejette absolument, comme trop dangereux, le redressement brusque et tous les autres procédés qui s'adressent aux ankyloses à adhérences assez complètes pour empêcher tout mouvement. (Nélaton, *Eléments de pathol. chirurg.*, t. II, p. 235, 1847.)

La troisième et dernière période est une période de réglementation et de vulgarisation du traitement de l'ankylose. Bonnet met à profit tous les travaux de ses devanciers : il utilise l'anesthésie, récemment découverte, emprunte à Dieffenbach ses sections tendineuses, et à Mellet et Vincent Duval leurs procédés de mobilisation. Du tout il construit une méthode rationnelle, dont il formule nettement les indications et trace avec soin les règles opératoires. Le traitement de l'ankylose, jusque-là abandonné aux empiriques et à quelques chirurgiens aventureux, entre dès lors dans la pratique chirurgicale, et on obtient, grâce à lui, des succès aussi nombreux que surprenants.

Nous allons maintenant jeter un rapide coup d'œil sur les divers procédés de traitement qui ont été employés jusqu'ici. Nous ne resterons pas toujours fidèles à l'ordre chronologique, qui serait fastidieux et nous obligerait à de nombreuses répétitions; nous croyons plus utile de suivre chaque procédé dans son évolution aux diverses époques. La non-intervention, qui régnait jadis en souveraine, a fait des prosélytes jusqu'à ces derniers temps ainsi que nous l'avons montré. Elle commence avec le père de la médecine. Hippocrate, si hardi dans les réductions de luxations, recommande de ne pas toucher aux ankyloses; il conseille seulement de mobiliser les articulations qui tendent à s'enroidir et indique la position la plus favorable à donner aux membres qui ne peuvent être soustraits à l'immobilité (Hippocrate, Œuvres. Ed. Littré, t. III, p. 545-561). Celse imite cette réserve, et ne traite que les ankyloses dues à des lésions extra-articulaires, comme une cicatrice vicieuse ; il incise ou excise cette cicatrice, redresse l'articulation, et obtient la cicatrisation dans cette position nouvelle. Celse, (liv. VII, chap. IV, sect. 2). Paul d'Egine, (liv. IV, ch. LV), Guy de Chauliac (p. 426), A. Paré (Ed. Malgaigne, t. II, p. 320), et leurs contemporains, imitent la pratique d'Hippocrate et de Celse, et n'interviennent que par le massage et les frictions. J.-L. Petit (*Tr. des mal. des os*, 1751, t. I, p. 285) et l'ancienne Académie de chirurgie suivent les mêmes errements. Il en est de même de Richerand et de Récamier dans la première moitié de ce siècle, et nous avons vu qu'en 1846 Nélaton lui-même redoute l'intervention active.

Fabrice de Hilden (éd. 1646, p. 881 à 885) est le premier chirurgien qui traite activement l'ankylose ; il emploie le redressement progressif à l'aide d'appareils dont M. Richet a donné la description détaillée dans sa thèse de concours (Des opérations applicables aux ankyloses, 1850). L'appareil pour l'extension du genou est en fer, c'est une gouttière droite dans laquelle la jambe et la cuisse sont fixées. Le genou, se trouvant éloigné de la gouttière, est saisi par un bracelet d'acier et de cuir, auquel s'adapte une vis qui perfore la gouttière. Au moyen d'un écrou, la vis est attirée graduellement en arrière, et l'angle fémoro-tibial diminue insensiblement, jusqu'à l'extension complète. L'appareil de Verduc, beaucoup plus simple, agit de la même façon ; il consiste en une attelle appliquée sur la face postérieure du membre, attelle rigide contre laquelle le genou est graduellement attiré par des tours de bande. (Verduc, *Tr. des luxat. et des bandages*, 1689, p. 247.)

Tous les appareils construits jusqu'à ce jour dans le but d'obtenir l'extension lente et progressive du genou ressemblent plus ou moins à ces deux appareils. Tels sont ceux de V. Duval, de Bouvier, de Blanc (de Lyon), et les machines de Delpech, de Louvrier, de Bonnet et Palasciano. Ces dernières agissent contre la difformité angulaire, soit par traction directe sur le genou (Delpech), soit par pression sur la jambe, soit par la combinaison des deux procédés (Louvrier, Bonnet et Palasciano). Dieffenbach, qui employait le redressement progressif, aidé de la ténotomie, juge ainsi la méthode (Chirurg. Erfahrungen, trad. par Phllips, p. 50) : « Ce traitement par les efforts continus de la machine était souvent lié à des douleurs insupportables... On était obligé d'y renoncer... Beaucoup de cas d'ankylose ne pouvaient être vaincus... Le traitement durait des années. »

A côté du redressement progressif, il convient de placer une méthode jumelle, le redressement successif, dont Verduc paraît avoir eu l'idée première (loc. cit.), et dont Malgaigne a posé les règles (Leçons d'orthopédie, 1862, p. 40-52) : 1° Repousser l'anesthésie, la douleur devant indiquer au chirurgien la limite de ses efforts. 2° Imprimer au membre un redressement brusque par un mouvement sagement calculé et qui ne doit pas dépasser une certaine force. 3° Lutter par les antiphlogistiques contre l'arthrite développée par les manœuvres. 4° Faire une nouvelle séance de redressement quand l'inflammation a disparu. Cette méthode a donné quelques bons résultats, mais elle est passible, quoique à un moindre degré, des reproches que l'on a adressés au redressement progressif. Nous reviendrons sur l'opinion de Malgaigne pour ce qui concerne l'anesthésie.

Quelques mots seulement sur l'ankylose osseuse, qui ne rentre pas dans notre cadre. C'est en 1835 que Rhea Barton pratiqua la première résection cunéiforme pour une ankylose angulaire du genou. (*Gaz. méd.*, Paris, 1838, p. 328.) Depuis lors cette opération a été assez fréquemment pratiquée, surtout à l'étranger; mais, malgré ses succès, beaucoup de chirurgiens n'osent encore y recourir, à cause de sa gravité.

Nous voici arrivé au redressement immédiat, sur lequel nous devons tout particulièrement insister. Des chirurgiens avaient, à différentes reprises, signalé des guérisons d'ankyloses obtenues par des manœuvres de rebouteurs ou par des chutes sur le genou ; mais aucun d'eux n'avait songé à utiliser ces données, lorsqu'en 1839 Louvrier commença ses tentatives de redressement à l'aide de sa puissante machine. Une double traction exercée simultanément, à l'aide d'un treuil, sur le genou et sur l'extrémité de la jambe, opère ce redressement. On conçoit qu'une telle force, non calculée, ait amené parfois des accidents graves, on conçoit aussi les douleurs atroces que devaient endurer les malades soumis à ce traitement, à une époque où ils ne pouvaient bénéficier de l'anesthésie. Aussi la méthode de Louvrier tomba-t-elle sous la réprobation universelle, malgré des succès incontestables. Mayor (*Trait. accéléré des ankyloses*, 1841) fut le seul partisan sérieux de la méthode, qui fut vivement critiquée et condamnée par A. Bérard dans son rapport à l'Académie de médecine. (*Bullet. de l'Acad. de méd.*, t. VI, p. 639.) Plus tard, M. Richet maintint les conclusions de l'Académie, dans son ouvrage sur le traitement des ankyloses (loc. cit.). Malgré ces condamnations méritées, l'œuvre de Louvrier ne devait pas rester stérile, et sa méthode n'était pas destinée à disparaître complétement.

Bonnet, de Lyon, avait été vivement frappé par la lecture des observations de Louvrier ; il s'empara du principe de la méthode, le redressement brusque, en laissant de côté ce qu'elle avait de brutal et de hasardeux. A dater de 1840, commence cette série de travaux et de publications sur le but qu'il poursuivit jusqu'à sa mort, le traitement des maladies articulaires. Chaque année il apportait quelques perfectionnements nouveaux à sa méthode, très-incomplète au début. C'est ainsi qu'il adopta successivement l'emploi de l'anesthésie qui venait d'être découverte, les sections tendineuses déjà employées par Palasciano et Dieffenbach, et qu'il fit, comme ce dernier chirurgien, précéder l'extension du genou d'un mouvement de flexion forcée, destiné à rompre les adhérences.

Voici l'opération, avec ses temps successifs, telle qu'il la pratiquait à la fin de sa vie. (Nouvelles méthodes de trait. des maladies articul. 1859) : —1er temps. Anesthésie préalable pour supprimer la douleur et la résistance musculaire.—2° temps. Sections des tendons et des muscles (biceps, triceps, demi-tendineux etc.) qui opposent souvent d'après Bonnet un obstacle insurmontable à la réduction. Nous discuterons plus tard cette opinion.—3e temps. Mouvements alternatifs de flexion et d'extension, d'abord très-limités, puis augmentant d'ampleur à mesure que les adhérences cèdent et se distendent ; on porte ainsi graduellement la jambe au degré de flexion que l'on juge convenable. — 4e temps. Amener progressivement le membre dans la rectitude par une série de mouvements forcés, par des tractions et des malaxations des surfaces articulaires.—5e temps. Le membre une fois étendu, l'immobiliser solidement dans un bandage amidonné, muni d'attelles, où il devra rester de vingt à trente jours. L'immobilisation dans le bandage a pour but de calmer les douleurs et l'arthrite prête à se produire, et d'empêcher le retour du membre à sa position vicieuse. Après un délai de trente jours, si l'arthrite ne s'est pas allumée, Bonnet tente le rétablissement des mouvements au moyen d'un de ses ingénieux appareils. Cet appareil se compose de deux pièces de cuir dont l'une embrasse la cuisse et l'autre la jambe, et qui sont articulées au niveau du genou ; la cuisse étant immobilisée, la jambe est mise en mouvement au moyen d'un levier et d'une corde qui glisse sur une poulie. (Bonnet. Des appareils de mouvement et de leur utilité dans le trait. des mal. articul., Gaz. méd. Paris 1848.) Nous examinerons l'opinion de Bonnet quand il sera question du traitement de l'ankylose.

Le chirurgien de Lyon avait eu des précurseurs dans cette voie : en 1830, Lugol mobilisait déjà les tumeurs blanches guéries, il avait levé l'espèce d'interdiction qui pesait sur ces *noli me tangere* de la médecine. Mais Bonnet eut le tort de tous les novateurs, il se laissa entraîner trop loin par le courant de ses idées, quand il soutint que la généralité des tumeurs blanches devait guérir avec le rétablissement des mouvements. Aussi une réaction était-elle nécessaire : elle se produisit au premier Congrès médical de Lyon, en 1864. M. Delore y lut un travail où il passa en revue les divers procédés de traitement applicables aux ankyloses, et cette lecture souleva une discussion dans laquelle intervinrent MM. Philipeaux, Palasciano, Verneuil et Desgranges. M. Desgranges, d'accord en cela avec M. Verneuil, dénonça la mobilisation consécutive comme nuisible dans la plupart des cas : il rejeta aussi les sections tendineuses, comme faisant courir des dangers inutiles; enfin il indiqua un procédé de redressement, destiné à prévenir la subluxation du tibia en arrière.

Depuis cette époque, M. Desgranges a continué à mettre en pratique les idées qu'il avait défendues au Congrès de 1864, et il a obtenu d'excellents résultats. Ce sont ces résultats et ce procédé que nous allons exposer dans notre travail. Mais auparavant il nous semble nécessaire de passer rapidement en revue l'anatomie et la physiologie pathologiques de l'ankylose du genou. Comment sans cela comprendrions-nous les obstacles contre lesquels doit lutter le chirurgien qui tente le redressement ; et sur quoi nous baserions-nous pour attaquer un procédé et en préconiser un autre ?

II

Anatomie et physiologie pathologiques

Nous l'avons déjà dit, et nous croyons utile de le répéter, nous ne nous occuperons dans ce travail que de l'ankylose dite fibreuse du genou. Nous laisserons complétement de côté, et la fusion osseuse fémoro-tibiale, et ces lésions avancées des tumeurs blanches qui ont produit dans la jointure des désordres irrémédiables. Quand on est en présence d'arthrites suppurées, à trajets fistuleux multiples, quand les surfaces articulaires sont notablement déformées et quelquefois en partie détruites, on doit plutôt songer à l'amputation qu'au redressement.

Le type le plus justiciable de ce dernier mode de traitement est celui de la tumeur blanche arrêtée au premier degré de son évolution. Le sujet, jeune encore, placé dans de bonnes conditions hygiéniques, a pu faire les frais de la maladie : tout signe d'inflammation a actuellement disparu, mais le genou est immobilisé dans une position vicieuse qui ne permet plus au membre de remplir convenablement sa fonction de support. C'est pour remédier à cette difformité, état angulaire de la jointure, qu'on réclame l'intervention chirurgicale.

Le membre, arrêté dans son fonctionnement, est un peu amaigri, ce qui contraste avec l'augmentation de volume du genou ; la jambe est plus ou moins fléchie sur la cuisse, en même temps qu'elle est en abduction et en rotation en dehors... La rotule est portée sur le condyle externe. » Bonnet. soc. de méd. de Lyon, juil. 1847).

Le plus ordinairement le tissu cellulaire ne présente pas cet état de phlegmon chronique, cet aspect lardacé si fréquent à un stade plus avancé de l'arthrite. « Les muscles, dit Bonnet dans son Tr. des mal. articul. I, p. 46, sont rétractés ; leur volume est toujours diminué, ils sont moins rouges, le tissu musculaire proprement dit est en moindre proportion, et le tissu fibreux prédomine. » Les gaînes tendineuses des muscles qui s'insèrent autour de l'article sont épaissies par des productions pseudo-membraneuses et présentent parfois avec leurs tendons de nombreuses adhérences.

La capsule articulaire et les ligaments sont plus volumineux, rétractés, transformés en une masse indurée. Parfois les cartilages d'encroûtement sont encore intacts ; l'ankylose est due, dans ce cas, à l'organisation des produits de néo-formation et à l'adhérence des feuillets de la synoviale : ce sont les culs-de-sac de la séreuse qui présentent les lésions les plus avancées. Bonnet affirme même la possibilité de l'ankylose par adhérences fibreuses des ligaments postérieurs, avec intégrité absolue des autres parties de l'article ; il en rapporte un cas vérifié à l'amphithéâtre, p. 132 du tr. des maladies articul. T. II.

Les lésions des cartilages semi-lunaires n'ont pas, croyons-nous, suffisamment attiré l'attention des pathologistes. Par leur emboîtement exact des surfaces condyliennes ils leur servent de coussinet à l'état normal, en même temps qu'ils s'opposent à leur déplacement. On comprend donc que leurs altérations puissent jouer un rôle eonsidérable dans les déplacements du tibia. Billroth (pathol. chirurg.) a constaté, soit le raccornissement des disques semi-lunaires, soit leur complète destruction. Bonnet au contraire les croit sains dans la plupart des cas : « On voit rarement, dit-il (mal. articul. t. I p. 46), des fausses membranes blanches ou vasculaires à la surface des cartilages, si l'on en excepte toutefois leur circonférence. » On trouve dans le mémoire de M. Teissier sur les effets de l'immobilité absolue des articulations (1841), la relation d'une autopsie d'ankylose consécutive à une fracture de l'extrémité inférieure du fémur. Une fausse membrane, de la dimension d'une pièce d'un franc, s'étendait du tibia au condyle interne : ce dernier était adhérent au ménisque. Quant au condyle externe, il était uni d'une manière immédiate au tibia dans l'étendue de 8 à 10 mm, à l'endroit de la plus grande convexité du condyle. L'auteur ne dit pas si ce dernier ménisque était pris comme l'autre, mais sa description le fait présumer.

Des brides cicatricielles plus ou moins complètes s'étendent d'une surface articulaire à l'autre : elles sont dues à l'organisation des produits inflammatoires et à leur transformation en tissu conjonctif parfait ; elles ressemblent complétement, comme nature et comme évolution, aux néo-membranes qui unissent les deux plèvres enflammées. Quant à la rotule, elle subit un déplacement remarquable, indiqué pour la première fois par Bonnet, dans sa communication à la Société de médecine de Lyon (loc. cit.) : « Lorsque, dit-il, la rotule est entraînée en dehors consécutivement au déplacement de la jambe dans le même sens, elle vient se placer au devant du condyle externe du fémur ; la pression qu'elle exerce alors ne tarde pas à ulcérer ce condyle, et l'expérience démontre que des adhérences osseuses s'établissent promptement entre elle et l'os de la cuisse. » Ces adhérences précèdent toujours, d'après Bonnet, celles du tibia et du fémur, et ces deux os peuvent encore exécuter l'un sur l'autre des mouvements obscurs, que déjà la rotule est complétement immobile.

Enfin, quand les lésions sont plus avancées. sans que pourtant on ait eu des suppurations diffuses, des dépôts osseux déforment la jointure en quelques points, tandis que d'autres parties sont usées par le processus régressif de l'inflammation (ostéite raréfiante) : alors les épiphyses perdent leurs rapports normaux, les surfaces articulaires modifiées ne peuvent plus s'adapter l'une à l'autre, et sans l'influence musculaire, surviennent les luxations dites spontanées.

Après ce rapide exposé *anatomo-pathologique*, nous allons faire quelques emprunts à la physiologie normale de l'articulation du genou, et nous en tirerons quelques considérations applicables à la *physiologie pathologique* de l'ankylose.

Dès qu'un genou est atteint d'arthrite, on le voit se porter graduellement dans la demi-flexion, à moins qu'un traitement bien dirigé ne vienne y mettre obstacle. C'est là un symptôme à peu près constant, qui nous permettra d'expliquer toutes les autres déviations, et en particulier la subluxation du tibia en arrière, qui doit surtout nous occuper. Les expériences de Bonnet nous donnent la clef du phénomène : en effet, si on pousse une injection forcée dans un genou, on le voit aussitôt se porter dans la demi-flexion. D'où on peut légitimement conclure que la demi-flexion met la synoviale et les ligaments articulaires à leur maximum de relâchement. Ce qui vient encore à l'appui de cette opinion, c'est que le genou, de même que les autres articulations, se fléchit légèrement pendant le sommeil, et que la demi-flexion est la position qui nous délasse le plus des fatigues d'une longue marche. Il est donc naturel que l'articulation enflammée, devenue le siège d'un épanchement plus ou moins abondant, prenne une situation qui procure, du reste, au patient un soulagement notable.

La flexion permet la rotation de la jambe qui est impossible dans l'extension du genou. Les expériences des frères Weber, relatées dans l'Encyclopédie anatomique, nous apprennent que la plus forte rotation est de 13° en dedans, et de 26° en dehors, quand la jambe est fléchie à angle droit. Une légère rotation en dehors accompagne physiologiquement la flexion : elle résulte alors du faible mouvement de rotation que le condyle externe exécute normalement autour du condyle interne relativement immobile. Cette raison, jointe à celle qu'avait donnée Bonnet, la position du malade dans son lit, suffit pour expliquer la rotation en dehors qu'on trouve dans l'ankylose angulaire du genou.

Quant à la *subluxation du tibia* qui nous intéresse spécialement, sa fréquence est admise par tous les auteurs ; mais ils sont loin de s'entendre sur le mécanisme de sa production. Il nous faut d'abord séparer nettement les luxations spontanées de celles qui sont le résultat de tentatives de redressement.

Les premières sont bien moins fréquentes que ne le suppose Bonnet quand il dit, (loc. cit., t. II, p. 246) : « Dans l'ankylose du genou en position demi-fléchie, il est rare de ne pas trouver des traces plus ou moins sensibles de luxation spontanée. » Palasciano dans son mémoire sur la rupture de l'ankylose du genou, insiste également sur la fréquence de la luxation spontanée du tibia en arrière et en dehors. Billroth (Pathol. chirurg., p. 512) signale « la position vicieuse du tibia, consécutive à la carie du genou, et principalement la tendance de cet os à se luxer en arrière. » Il a paru dernièrement en Allemagne un travail de Sonnenburg sur les luxations spontanées du genou, travail dont nous trouvons l'analyse dans la revue de Hayem (t. VIII, p. 589). Sonnenburg, tout en admettant l'existence des luxations spontanées, les croit plus rares qu'on ne l'a dit. Pour lui, les seules causes capables de les produire sont la destruction ou la déformation des extrémités osseuses. Le relâchement des ligaments, auquel on fait généralement jouer un grand rôle, ne suffit pas, d'après Sonnenburg, pour permettre une luxation ; car, tant que les ménisques persistent, ils s'opposent par leur emboîtement avec les condyles fémoraux à un déplacement du tibia en arrière. Ce qui impose pour un déplacement de l'os, c'est une flexion du tibia en arrière, au niveau de son cartilage épiphysaire. Cette flexion qui existerait même chez les adultes, après ossification complète des cartilages épiphysaires, est due à l'action des muscles fléchisseurs agissant sur le point le plus faible de l'os. Nous avons été très-surpris, en lisant le travail de l'auteur allemand, de ne rien trouver sur la flexion épiphysaire du fémur. Il nous a été donné récemment d'en observer un très-beau cas chez une petite fille de 10 ans, entrée dans le service du professeur Ollier pour une double ankylose du genou. Les épiphyses des deux fémurs faisaient une forte saillie en avant, saillie augmentant de haut en bas jusqu'à l'interligne articulaire.

Sans admettre complètement les idées de Sonnenburg, nous pensons que les véritables luxations spontanées ne sont pas très-fréquentes, car elles exigent pour se produire des désordres articulaires considérables.

Quand une organisation fibreuse a arrêté de bonne heure l'évolution de la tumeur blanche, que les fongosités articulaires n'ont pas subi la fonte purulente, la subluxation peut se produire par *le fait même du redressement.* Depuis qu'on s'occupe activement du traitement de l'ankylose, l'attention des chirurgiens est appelée sur ce point. En 1835 Mellet, dans son manuel d'orthopédie, signale la subluxation du tibia comme un des écueils du redressement. Au congrès médical de Lyon (1864), M. Delore dit «que lorsqu'une subluxation se prépare sourdement par un travail pathologique, si le chirurgien intervient, la luxation se fera entre ses mains ou après le redressement.» (Examen critique des méthodes de traitement de l'ankylose.) M. Ollier, dans l'article Ankylose du Dict. encycl., dit p.207 : « Lorsque les os ont déjà subi un déplacement, et que, par la position où ils se trouvent, ils sont prédisposés à la luxation, rien ne produit ce dernier accident comme un effort brusque et mal mesuré.» Quant à Billroth, il donne la subluxation comme une conséquence presque fatale du redressement brusque (loc. cit., p. 512).

La fréquence de cette luxation bien établie, tâchons d'en pénétrer le mécanisme. Dans la flexion normale du genou, les condyles fémoraux glissent d'arrière en avant, de sorte que leur partie postérieure se trouve en contact avec la partie antérieure du plateau tibial. Or la physiologie nous enseigne que le ligament externe de l'articulation est amené à son maximum de relâchement par le fait de ce mouvement de flexion. Qu'il vienne à être surpris dans cette situation par une phlegmasie articulaire, il sera bientôt couvert de néo-membranes qui subiront plus tard la rétraction et le fixeront solidement dans sa position et sa longueur nouvelles. Des adhérences cicatricielles uniront d'autre part la partie postérieure des condyles à la partie antérieure des cavités glénoïdes et des ménisques; tous les tissus fibro-celluleux, si abondants à la partie postérieure du genou, auront subi la même altération, le même raccourcissement.

Etant donnés de tels désordres, qu'arrivera-t-il lorsque le chirurgien s'efforcera d'obtenir l'extension de la jambe ! Le ligament externe rétracté est trop résistant pour céder aux manœuvres de redressement; et comme il s'insère en haut et très en arrière sur la face externe du condyle, il maintiendra le bord antérieur du tibia au contact de la partie postérieure du fémur. Au lieu du mouvement de glissement d'avant en arrière exécuté par les condyles dans l'extension physiologique, on aura un mouvement de bascule d'arrière en avant. Dans certains cas même, le mouvement d'extension étant poussé trop loin, le tibia fuira tout à fait en arrière, on aura un déplacement complet des surfaces articulaires. Bien que nous fassions jouer au ligament externe le rôle principal dans la production de la luxation, il ne s'ensuit pas que nous refusions toute influence aux causes données par les auteurs. Ainsi que nous l'avons vu plus haut, les adhérences fibreuses et certaines rétractions des tissus périphériques concourent au même but.

Quant à l'*action musculaire*, elle est la cause active des *luxations spontanées* et des incurvations épiphysaires, mais elle n'a pas, croyons-nous, ou du moins presque pas d'influence sur la production des déplacements survenant pendant la rupture de l'ankylose.

Si nous avons une jointure dont les ligaments, profondément altérés dans leur nature et leur forme, ne maintiennent plus exactement en contact les surfaces articulaires, ces dernières restent livrées sans défense à la merci des muscles qui s'insèrent autour de l'article. Quels sont ceux qui vont agir le plus puissamment, de façon à vaincre la résistance de leurs antagonistes ? Les extenseurs ont une grande force, mais ils s'insèrent à la rotule qui est complétement enveloppée dans leurs fibres ligamenteuses : or, nous savons que dans l'arthrite, la rotule ne tarde pas à contracter de solides adhérences avec la partie antérieure du condyle externe. La force du triceps fémoral s'épuisera donc sur ce condyle, et les muscles fléchisseurs, par leur tonicité, viendront facilement à bout de la résistance du ligament rotulien ; alors le tibia fuira en arrière, la luxation sera produite.

Si au contraire les ligaments loin d'être affaiblis sont épaissis par des produits de néo-formation, renforcés par des brides cicatricielles, comme c'est le cas dans l'ankylose fibreuse qui nous occupe, on comprend que l'action musculaire ne puisse en triompher. D'ailleurs le muscle n'est-il pas atteint lui-même dans sa vitalité, et par suite dans sa force ? Nous savons que ses fibres subissent une plus ou mois grande dégénérescence, et que des adhérences l'empêchent bientôt de glisser dans sa gaîne. D'un autre côté, n'oublions pas que les fléchisseurs sont des muscles très-longs, ce qui leur permet de céder facilement de quelques centimètres sous les efforts du redressement, alors surtout que le malade est plongé dans l'anesthésie. Cette raison théorique invoquée par M. Delore (loc. cit., p. 233) nous paraît presque péremptoire. Cependant la plupart des auteurs attribuent encore aux muscles seuls la luxation du tibia pendant le redressement. M. Ollier s'exprime ainsi (loc. cit., p. 193) : « Les muscles rétractés produisent inévitablement une luxation si l'on veut redrésser brusquement le genou, car ils retiennent l'extrémité supérieure du tibia, l'empêchent de glisser autour des condyles du fémur, et la font basculer en arrière. »

Dieffenbach en Allemagne (1832), J. Guérin et V. Duval en France (1843), avaient déjà étudié le rôle des muscles dans la luxation du tibia, quand parut en 1847 le mémoire de Palasciano sur les muscles rotateurs externes de la jambe et leur rôle dans les luxations consécutives du tibia. Le chirurgien italien admet avec les frères Weber que la rotation en dedans est produite par les muscles de la patte d'oie et le muscle poplité, la rotation en dehors par le biceps, mais ce serait surtout le muscle tenseur du fascia-lata ou iléo-aponévrotique de Chaussier qui produirait ce dernier mouvement. D'après Palasciano, l'aponévrose fascia lata comprend deux feuillets superposés, entre lesquels on peut facilement constater la présence de nombreuses fibres musculaires; ces fibres se continuent depuis la terminaison apparente de l'iléo-aponévrotique jusqu'à la tubérosité externe du tibia sur laquelle elles s'insèrent. Elles forment, dit-il, un tendon assez épais, qui double la face profonde de la partie externe de l'aponévrose, et pendant le mouvement de rotation de la jambe en dehors, on sent manifestement son relief sous la peau. Mais aucun anatomiste n'a pu apercevoir les fibres musculaires décrites par Palasciano. En admettant même qu'elles existent, elles doivent donc être assez ténues pour qu'on ne puisse songer à leur laisser le rôle important qui leur est si complaisamment attribué. En effet, ce muscle rotateur externe est pour Palasciano une des causes les plus actives des luxations et le plus puissant obstacle au redressement. Aussi en propose-t-il la section préalable, comme nous le verrons dans un instant.

III

TRAITEMENT

Indications et accidents du redressement. — Tout genou qui, atteint d'ankylose, n'a pas été immobilisé dans la position rectiligne, apporte un obstacle plus ou moins considérable aux fonctions du membre. Quand la flexion de la jambe est légère, elle occasionne seulement un peu de boîterie; mais la marche est néanmoins très-fatigante, parce que la station ne s'opérant plus sur des leviers verticaux, les muscles sont condamnés à de plus grands efforts d'équilibration. A un degré plus prononcé, la pointe du pied touche seule la terre; la station n'est possible qu'à l'aide d'une canne, et la marche, très-pénible, épuise promptement les forces du malade. Enfin, quand la flexion approche de l'angle droit, à plus forte raison quand elle le dépasse, le membre inférieur ne touche plus le sol et est incapable de remplir aucune de ses fonctions. On est alors obligé d'avoir recours aux béquilles ou à la marche sur un pilon, et nous avons vu qu'il arrivait jadis aux chirurgiens d'amputer dans ce cas un membre devenu gênant et inutile.

L'indication du redressement se pose nettement dans ces divers degrés de l'ankylose angulaire, car un membre en position rectiligne, quoique ankylosé, n'a aucun des inconvénients que nous venons d'énumérer;

il supporte facilement le poids du corps et permet la marche sans claudication et sans grande fatigue ; le sujet fauche seulement un peu, surtout quand il accélère le pas. Cette indication est d'autant plus nette que le redressement immédiat fait courir peu de dangers quand il est pratiqué avec soin et en suivant les règles tracées ces dernières années par des chirurgiens éminents. Le danger sera encore diminué, si on rejette définitivement la section préalable des tendons, section devenue inutile, au moins dans la plupart des cas, depuis la découverte de l'anesthésie. Nous espérons bientôt prouver ce dernier point.

Mais quand doit-on intervenir, et n'y a-t-il pas des cas qui commandent la non-intervention ? Un des plus beaux titres de gloire de Bonnet est d'avoir démontré que le redressement du genou atteint de tumeur blanche est le meilleur moyen de calmer la douleur et de favoriser la résolution des engorgements. Jusqu'à lui on craignait, en intervenant, de donner un coup de fouet au processus inflammatoire, et malheureusement quelques chirurgiens partagent encore ces craintes. Le jour où elles auront totalement disparu, le premier soin du praticien, en face d'un genou atteint d'arthrite et immobilisé dans une mauvaise position, sera de le redresser, et on ne rencontrera plus de ces difformités invétérées qui sont « l'opprobre de l'art. » Cependant, si l'on était en présence d'une poussée aiguë et que l'on redoutât le passage à la purulence, il faudrait ajourner l'opération et insister en attendant sur les antiphlogistiques.

L'âge avancé des sujets est pour Bonnet un motif d'abstention. (Nouveaux procédés de trait. des mal. articul., 1859.) Nous pensons qu'il n'y a rien d'absolu dans cette règle, et qu'on doit surtout tenir compte de l'état de santé du sujet et du degré de l'ankylose. L'ancienneté de celle-ci est en effet l'obstacle le plus important à la réduction : on comprend facilement pourquoi. Des adhérences solides ont eu le temps de se former, des rétractions se sont produites dans les ligaments et les muscles, parfois même on a un début de fusion osseuse. La nature de la lésion doit aussi entrer en ligne de compte. Si on a affaire à une articulation qui a largement suppuré, dont les ligaments sont relâchés ou détruits et dont les surfaces articulaires sont déformées au point de ne pouvoir se correspondre, évidemment on ne songera pas à intervenir : il y aurait à cela plus d'inconvénient que de bénéfice.

Dans les cas où le redressement sera indiqué, il nous faudra choisir entre le redressement lent et le redressement immédiat. Cette dernière méthode est assurément préférable, pourvu toutefois qu'elle soit employée avec circonspection et avec art : elle réunit en effet la rapidité du résultat à la simplicité des moyens, tandis que l'autre méthode est longue et exige l'emploi de machines dispendieuses. Nous croyons donc que le redressement lent ne peut être érigé en méthode générale; on doit le réserver pour les cas où la pusillanimité des malades empêche une intervention plus rapide, et pour ceux où les adhérences, peu solides, peuvent céder à une traction modérée.

On a reproché au redressement immédiat de donner lieu à d'épouvantables douleurs, se prolongeant deux ou trois jours après l'opération; mais il est facile de supprimer ou de diminuer considérablement ces souffrances, soit par l'anesthésie pendant l'opération, soit plus tard par l'emploi des narcotiques. La méthode lente, du reste, n'est-elle pas passible du même reproche? Les douleurs sont moins vives, il est vrai, mais, comme elles ont une durée plus longue, elles sont moins accessibles aux ressources de la thérapeutique. Aussi avons-nous vu la plupart des malades renoncer bientôt à l'usage des machines. «Par le redressement immédiat, des souffrances énervantes, dit Dieffenbach (loc. cit.), sont échangées contre une douleur violente, mais de courte durée, et le temps du traitement est réduit d'années en un nombre égal de mois.»

Le redressement brusque expose à quelques accidents, mais en opérant avec prudence on parviendra à les éviter presque tous. Telles sont les déchirures des nerfs, des vaisseaux, des muscles et de la peau, qui ont rarement lieu quand on opère avec cette sage lenteur recommandée par Bonnet. Tous les tissus s'assouplissent et s'étendent graduellement sous l'influence des mouvements alternatifs de flexion et d'extension, que l'on ne doit jamais exagérer ni pousser trop brusquement. C'est en agissant avec cette même douceur que l'on évitera les fractures, ordinairement dues à la brusquerie des efforts. Depuis qu'on a adopté la pratique de Bonnet, elles sont en effet bien moins fréquentes : nous n'en avons vu que quatre cas, réunis dans le mémoire de M. Delore (loc. cit.). Chassaignac et Voillemer ont eu chacun une fracture du fémur, Bonnet une fracture de rotule, Baumers (de Lyon) un décollement de l'épiphyse fémorale chez un enfant de 10 ans. M. Delore ne croit pas cet accident très-grave, du moins quand il n'est pas accompagné d'autres désordres, tels que des ruptures cutanées et vasculaires. Ce sont ces dernières lésions qui ont amené la gangrène et la mort dans les cas malheureux dus aux manœuvres trop violentes de Louvrier.

Nous nous occuperons plus loin de l'accident de beaucoup le plus fréquent, la subluxation du tibia en arrière.

L'intervention par le redressement immédiat étant admise, devra-t-on employer l'*anesthésie?* Nous ne nous arrêterions pas devant une question que nous croyons définitivement jugée, si Malgaigne n'avait proscrit l'emploi de la chloroformisation du traitement de l'ankylose. (Leçons d'orthopédie, 1862.) La raison qu'il fait valoir, c'est que la douleur lui sert de guide, et que le malade l'empêche ainsi de dépasser les bornes du mouvement vraiment curatif. Mais en produisant d'atroces douleurs, qui doivent nécessairement mettre tous les muscles dans un état de spasme convulsif, le chirurgien ne se place-t-il pas dans la périlleuse nécessité de recourir à des efforts plus violents pour vaincre la résistance musculaire? L'expérience nous le prouve. Palasciano, dans une communication au Congrès médical de Lyon (1864), rapporte que Malgaigne était obligé de déployer une force énorme dans ses tentatives de redressement. Une fois, employant une force de 150 kil., il eut une fracture du fémur. M. Verneuil, dans un travail paru dans la *Gazette hebdomadaire* de 1858, nous donne les raisons qui doivent engager le chirurgien à toujours employer l'anesthésie dans le cas qui nous occupe. Elle nous permet de mieux apprécier l'état de la jointure, le degré de solidité des adhérences, l'existence ou l'absence des craquements, et elle est le seul moyen de différencier l'ankylose vraie de la pseudo-ankylose, qui accompagne l'arthralgie hystérique. De plus, en faisant cesser le spasme musculaire, elle enlève un grand obstacle au redressement, et elle facilite les manœuvres par la suppression des cruelles douleurs que le patient avait jadis à endurer.

Sections tendineuses. — C'est en 1832 que Dieffenbach inaugura la méthode des sections tendineuses pour le redressement de l'ankylose du genou. Il trouva bientôt des imitateurs dans V. Duval (1837), J. Guérin, Bonnet, et surtout Palasciano. Le chirurgien de Naples ne se borna pas, comme ses devanciers, à couper les tendons du creux poplité, il coupa encore les muscles des régions antérieure et externe de la cuisse ; puis se basant, comme nous l'avons vu, sur une anatomie fantaisiste, il y ajouta la section de l'aponévrose fascia lata. Legouest fut un des premiers à s'élever contre l'abus des sections tendineuses, et Barrier tenta de les rendre moins dangereuses en n'opérant le redressement que quinze jours après la section des tendons. Enfin, au Congrès médical de 1864, elles furent vivement combattues par MM. Desgranges et Delore. Palasciano soutint leur complète innocuité, mais M. Delore rapporta un cas où l'opération fut suivie d'érysipèle phlegmoneux, de vastes abcès et de mort, et un autre cas où le nerf poplité externe fut coupé avec le biceps crural, ce qui engendra une paralysie des muscles de la région antérieure de la jambe. Denucé, dans l'article ankylose du dict. de méd. et de chirurg. pratiques, dit que les sections tendineuses provoquent des abcès qui ont une fois déterminé la mort, et nécessité une autre fois l'amputation ; dans trois cas, elles ont occasionné des phlébites, dont deux ont été suivies de mort.

Les sections tendineuses rachètent-elles ces graves inconvénients en procurant de plus beaux résultats que les méthodes de redressement simple? Nous ne le pensons pas, et les deux observations citées dans le mémoire de Palasciano (loc. cit.) comme de remarquables succès de la section, nous disent que les malades ont conservé une saillie du fémur en avant et qu'elles ne peuvent marcher qu'à l'aide de deux cannes. Dans un cas où M. Desgranges coupa le tendon du biceps, cette section n'empêcha pas l'ankylose de se reproduire, et la malade, Magdeleine Rabillon, vint un an plus tard réclamer ses soins : il y eut cette fois un plein succès, grâce au nouveau procédé employé par M. Desgranges (Voir plus loin l'obs.)

Avant la découverte de l'anesthésie la section des tendons était très-utile; en supprimant la résistance musculaire, elle rendait plus faciles les tentatives de redressement. Mais aujourd'hui elle n'a plus sa raison d'être, au moins dans la plupart des cas, et nous nous étonnons que beaucoup de chirurgiens en fassent encore un large usage. Ils confondent, croyons-nous, la contraction musculaire qui agit puissamment dans l'ankylose du genou, avec la rétraction dont la force est peu considérable. Or la contraction cesse partiellement pendant le sommeil anesthésique. Du reste, ainsi que le fit remarquer M. Delore au Congrès méd. de Lyon, des muscles aussi longs que le triceps, le demi-tendineux et le biceps, doivent facilement céder à une traction patiente et suffisamment énergique. Aussi M. Delore rejeta-t-il les sections tendineuses comme inutiles dans la plupart des cas : MM. Verneuil et Desgranges émirent la même opinion. La réaction commencée au Congrès de Lyon n'a cessé de s'accentuer. Dans son article ankylose, M. Ollier, (loc. cit.) dit que la section tendineuse lui paraît beaucoup plus rarement indiquée que ne le pensait Bonnet.

Ce ne sont pas les muscles, mais les ligaments et les capsules articulaires qui opposent le principal obstacle au redressement ; nous l'avons démontré dans la seconde partie de notre travail. D'ailleurs la pratique justifie les prévisions de la théorie, et commande de repousser les sections, au moins dans la généralité des cas. Nous allons exposer plusieurs observations d'ankyloses, où les sections tendineuses paraissaient nettement indiquées de prime abord, et où le redressement a été obtenu sans leur intervention. Nous devons toutes ces observations à la bienveillance de M. Desgranges.

Observation I. — Sophie Miedan, 14 ans, entrée le 10 mars 1856, salle Sainte-Marthe. Cette enfant a couché dans une écurie humide dès ses premières années : elle y a contracté au genou gauche une tumeur blanche qui a donné lieu à des abcès. Ces abcès se sont ouverts et actuellement elle a une ankylose du genou. Au dire de la malade, le mal aurait débuté à l'âge de 8 ans. A cette époque, on l'aurait fait sortir de l'écurie pour lui faire habiter une chambre plus saine où se trouvent des fourneaux. Elle est réglée depuis un an.

Etat local. — Déformation du genou due à la tuméfaction des os et principalement du condyle fémoral interne qui fait en dedans une saillie très-prononcée : pas de gonflement du tibia, mais position vicieuse de cet os par rapport au fémur, en ce sens qu'il est porté en arrière plus que ne le comporte la régularité des formes; genou fléchi à angle obtus assez ouvert ; inflexion anormale du membre en dedans, le genou faisant le sommet de l'angle, la jambe et la cuisse en formant les côtés. Quelques mouvements de flexion et d'extension extrêmement limités : il n'y a pourtant pas là la rigidité caractéristique de l'ankylose complète.

20 mars. Opération. Rupture de l'ankylose par flexion forcée suivie immédiatement d'extension énergique. *Pas de section tendineuse*. Le membre est fixé dans une gouttière droite. Anesthésie préalable.

Le 21. Peu de fièvre, langue blanchâtre. La malade a dormi cette nuit. Le membre est droit, peu de douleurs.

26 avril. Rectitude de la jambe conservée. Etat général bon.

2 mai. La malade commence à bien marcher avec son appareil articulé. Exeat.

Obs. II. — Jean Bonin, 13 ans, berger, né à Buffières (Saône-et Loire), entre à l'Hôtel-Dieu le 20 novembre 1856, salle Saint-Louis, n° 82.

Il y a un an, ce petit malade tomba sur le genou. Celui-ci se tuméfia peu à peu et la jambe se plaça dans la demi-flexion. L'ankylose n'est pas complète, on peut encore obtenir quelques petits mouvements. La rotule est à peu près immobile.

2 avril. Opération. Après avoir fait faire longtemps des mouvements avec une mécanique, M. Desgranges se décide à rompre l'ankylose. Après anesthésie, on porte le membre dans la flexion forcée, *sans section de tendons*. Lorsque quelques petits craquements eurent indiqué que les adhérences de la rotule étaient rompues, on porta peu à peu le membre dans l'extension complète, et on le fixa dans une gouttière. Le lendemain, le malade avait complétement défait son appareil, n'ayant pu supporter la douleur, médiocre cependant.

Le 20. On refait la même opération que la première fois. Le malade supporte son appareil.

5 mai. La jambe est presque droite. On place un appareil inamovible en carton amidonné.

5 juin. Le malade marche très-bien avec son appareil. La jambe est dans l'extension à peu près complète. Il reste seulement un peu de tuméfaction au genou. Exeat.

Obs. III. — Alphonse Cèbe, 22 ans, né à Lyon, boucher, entre à l'Hôtel-Dieu le 1er septembre 1856, salle Saint-Lonis, 60.

Il y a quinze mois, environ, le malade fut atteint d'une blennorrhagie très-intense qui cessa subitement; aussitôt se déclarèrent les symptômes d'une arthrite aiguë. Le malade fut traité par les vésicatoires et les sangsues; mais la jambe fut tenue dans une mauvaise position; de là une ankylose angulaire de 135° environ. Cette ankylose n'est pas complète, on peut encore produire un petit mouvement. Le genou est un peu tuméfié, mais il n'est plus le siége de douleurs. La rotule est immobile. Le malade ne peut marcher sans béquilles. Quand il est dans le décubitus dorsal, le talon du côté malade vient s'appliquer dans la fossette formée par le tendon d'Achille et la malléole de la jambe saine. Quand le membre malade repose sur un plan résistant, l'ischion et le talon sont seuls en contact avec ce plan, et la perpendiculaire abaissée du sommet de l'angle sur ce plan a 17 centimètres.

5 septembre. Opération après anesthésie. Efforts violents pour amener la flexion du membre; après quelques instants de labeur on entend des craquements qui indiquent la rupture des adhérences : peu à peu le talon vient toucher l'ischion. L'extension se fait alors avec moins de difficulté. *Pas de section tendineuse.* Le membre est solidement fixé dans une gouttière.

Le 6. Fièvre très-légère, langue blanche. Un peu de sommeil cette nuit,

Le 7. L'appareil est bien supporté : pas de douleurs. La rectitude du membre est conservée. Pas de fièvre.

Le 28. Pose d'un bandage amidonné.

Le 29. Le malade se lève et marche avec des béquilles.

25 octobre. On enlève l'appareil amidonné. Douches de vapeur.

Le 31. Le malade est encore très-faible, sa jambe le supporte difficilement; on lui remet un appareil amidonné en guise de tuteur.

5 novembre. Il demande sa sortie.

Obs. IV. — Marguerite Roussel, née au Puy (Haute-Loire), 31 ans, blanchisseuse, entrée à l'Hôtel-Dieu, salle Sainte-Marthe, n° 5, le 24 avril 1856.

A la suite d'un refroidissement, la malade a eu des douleurs rhumatismales généralisées à toutes les articulations. Après avoir fait un traitement thermal en Espagne (Aquas Caldas), les douleurs disparurent dans toutes les jointures, excepté dans le genou droit où elles s'exagérèrent. Ce genou se tuméfia et la malade le porta dans la demi-flexion, position qui lui procurait du soulagement; mais après six mois de séjour au lit dans cette situation, le redressement devint impossible. Il y a huit mois que la jambe est ainsi fléchie. Actuellement elle forme avec la cuisse un angle presque droit, 85° environ. Les tendons des muscles demi-tendineux, demi-membraneux, biceps et couturier, font une assez forte saillie sous la peau et sont rétractés. Le genou est encore un peu tuméfié et douloureux en quelques points. La rotule est tout à fait immobile. La circonférence de la jambe saine est de 32 centimètres, celle du côté malade est de 29 centimètres. La hanche du même côté, par suite de la mauvaise position du membre, offre une saillie moindre que celle du côté opposé. Mouvements impossibles : toute tentative de redressement est douloureuse. Etat général, nerveux.

30 avril. Opération : anesthésie complète. Flexion forcée du membre : on sent des craquements qui indiquent la rupture des adhérences fibreuses : le talon vient sans trop de peine au contact de l'ischion. Redressement ménagé du membre qu'on ramène à la rectitude après quelques manœuvres. La rotule est libre, la surface antérieure des condyles fémoraux paraît anguleuse et inégale. Immobilisation du membre dans une gouttière articulée. *Aucune ection tendineuse.*

2 mai. Léger mouvement fébrile. Sommeil la nuit. Appétit.

Le 4. Très-légère douleur au creux poplité.

Le 15. On met une botte de carton amidonné.

23 juin. La jambe est très-droite. La malade marche bien avec son appareil. Tout va bien, sauf une petite eschare au talon, qui fait souffrir le malade. Genou encore un peu tuméfié.

Obs. V. — Louis Genestier, 21 ans, né à Saint-Gervais (Puy-de-Dôme), tailleurs d'habits, entré à l'Hôtel-Dieu, salle des Opérés n° 12, le 29 mai 1859.

Il y a seize mois, chute sur les genoux, gonflement articulaire et raideur complète. Immobilisation du membre : ce dernier mode de traitement n'a pas amené grand résultat; peut-être même n'a-t-il pas été étranger à la nature de la lésion actuelle. Aujourd'hui la jambe est légèrement fléchie sur la cuisse, tout mouvement est impossible. Les saillies osseuses sont beaucoup plus proéminentes que de coutume ; on dirait même qu'il y a eu une subluxation de la tête du tibia en arrière du fémur, les condyles de ce dernier et la rotule étant sur un plan plus antérieur qu'à l'état normal, et la tête du tibia venant proéminer dans le creux poplité. Tous les muscles voisins ont subi une rétraction consécutive. Les muscles biceps, demi-tendineux, demi-membraneux sont surtout tendus et résistants au toucher. Les parties articulaires périphériques sont indurées, de consistance fibro-plastique. La peau elle-même est comme adhérente aux os. L'état général est médiocre.

8 juin. Opération. Anesthésie préalable. Rupture facile de l'ankylose par flexion suivie d'extension. Le simple effort musculaire suffit; on n'a pas besoin de recourir aux machines. Le membre est mis étendu dans un appareil amidonné muni de deux attelles postérieures en carton. *Pas de section tendineuse.*

Le 9. Pas de douleurs ni de fièvre. Bon état général.

Le 19. Le malade se lève : la marche est possible, quoique encore un peu douloureuse.

Le 26. Marche de plus en plus ferme et moins fatigante.

11 juillet. Le malade a de moins en moins besoin de ses béquilles.

10 août. On enlève le bandage amidonné. Pas de rougeur ni de gonflement de l'articulation. L'extension est parfaite.

Le 20. Exeat. Marche facile : le malade ne s'aide plus actuellement que d'un simple bâton. L'état du membre lui-même laisse peu à désirer.

La IVe et la Ve observations nous paraissent surtou concluantes. Dans les deux cas, les tendons des muscles fléchisseurs étaient très-tendus et faisaient une forte saillie sous la peau, et dans l'observation IV, l'ankylose formait presque un angle droit. La section de tous ces tendons semblait donc urgente : cependant on a pu obtenir sans son secours un redressement à peu près parfait. Nous pourrions encore citer comme exemples de redressement obtenu sans section préalable des tendons les huit observations qui terminent notre thèse, car dans toutes on signale la saillie considérable des muscles sous la peau. Un des grands avantages du procédé de redressement que nous allons exposer est précisément d'éviter les sections tendineuses. Sous la traction énergique et continue des moufles, la tonicité musculaire est vaincue, les muscles rétractés subissent une élongation et les adhérences des tendons à leurs gaînes se distendent. Aussi pensons-nous que la traction avec les moufles rendra encore moins fréquentes les indications déjà si rares de la ténotomie.

Après le redressemsnt de l'ankylose du genou, doit-on tenter le *rétablissement des mouvements*, comme le veulent Bonnet et un grand nombre de chirurgiens? On a cité, il est vrai, des cas heureux, tels que ceux de Palasciano, Bonnet et Dron (Gaz. méd. de Lyon 1859), mais ils sont rares, et de plus on n'a pas assez compté avec les inconvénients de la méthode. Fréquemment on a ravivé des arthrites par l'emploi prématuré des appareils de mouvement. Du reste, comment peut-on espérer le rétablissement des fonctions dans une jointure dont les surfaces sont éburnées, les ligaments plus ou moins altérés et distendus. Enfin ne doit-on pas craindre l'usure des surfaces articulaires qui ne sont plus lubréfiées par la synovie, pour le genou surtout qui a tout le poids du corps à supporter. Aussi M. Desgranges (loc. cit.) croit-il qu'on a eu affaire à une pseudo-ankylose dans la plupart des cas cités comme succès. « Je connais, dit M. Delore, (loc. cit.), des faits donnés comme beaux exemples de la puissance de la méthode, et le début du mal remontait à trois semaines environ ! » Evidemment nous ne voulons pas proscrire la mobilisation dans les roideurs, suites d'arthrites légèrés ou de repos trop prolongé; mais pour les vraies ankyloses nous adoptons complétement la sage pratique de M. Verneuil, quand il dit au Congrès méd. de Lyon : « Je n'essaierai jamais de mobiliser une ankylose qui s'est effectuée dans une position convenable. »

IV

Nous avons vu plus haut combien *la subluxation du tibia en arrière et en dehors* est fréquente pendant les tentatives de redressement : tous les auteurs sont unanimes sur ce point, et nous savons que Billroth la considère comme un accident presque fatal de l'opération. Nous avons eu l'occasion pendant la durée de notre internat d'en observer plusieurs cas manifestes, et tout récemment nous avons vu une jeune fille dont les condyles fémoraux ne correspondaient plus avec le plateau tibial que par un point limité de leur extrémité postérieure; les condyles faisaient une énorme saillie en avant, et au-dessous d'eux on avait une dépression profonde en coup de hache; le tibia et le fémur étaient situés sur deux plans différents. On ne pouvait accuser ici la négligence de l'opérateur; le redressement avait été fait par un chirurgien distingué, qui s'était efforcé d'empêcher la fuite du tibia en arrière. La méthode employée était donc seule fautive; toutes le sont, ainsi que cela résulte de l'aveu des auteurs eux-mêmes; nous l'avons déjà constaté dans la deuxième partie de notre travail, et nous jugeons utile d'y revenir encore.

Mellet (loc. cit.), qui faisait le redressement progressif avec les mains, avait recommandé de repousser vigoureusement les condyles en arrière pendant les manœuvres de redressement; mais son procédé, mis en pratique depuis par tous les chirurgiens, a rarement empêché la luxation de se produire. Bonnet l'avoue maintes fois, notamment au t. II des mal. des articul. « Dans la flexion angulaire du genou, dit-il, p. 144, le redressement même gradué de la jambe peut être suivi de la luxation du tibia en arrière. » M. Delore (loc. cit.), pour éviter les luxations, a essayé d'une méthode mixte, le redressement en plusieurs temps; il n'a pu néanmoins éviter les déplacements. La traction continue, d'après le même auteur, ne les empêche pas davantage, parce qu'elle est trop difficile à surveiller.

Nous allons maintenant exposer le procédé employé par M. Desgranges, et en faire connaître les résultats.

Deux ou trois jours avant l'opération, on applique une bottine silicatée destinée à servir de point d'appui aux tractions et à éviter ainsi les lésions des tissus. Comme nous l'avons déjà dit, on ne sectionne jamais de tendons. L'anesthésie doit être à peu près complète, afin de mettre le plus possible les muscles dans le relâchement. Des lacs appliqués sur la bottine silicatée sont reliés à l'appareil de traction qui se compose de moufles, d'une pince à échappement et d'un dynamomètre. L'application de ces lacs doit être faite avec certaines précautions, si on ne veut pas faire porter la pression sur un point limité du membre, ce qui pourrait amener des contusions et même une escharification. Dans l'observation I, on avait appliqué les lacs de telle façon que le nœud d'arrêt comprimait directement le point du talon qui a été légèrement escharifié. Aussi sommes-nous disposé à attribuer ce petit accident à cette pression. La contre-extension est faite par un lacs passant sous le pli de l'aine du côté malade et prenant son point d'appui sur un anneau scellé dans le mur. On doit veiller en faisant cette application à ce que toutes les parties qui seront comprimées soient protégées par une quantité suffisante de ouate. Le lit sera dirigé selon la ligne de traction, afin que celle-ci ne prenne pas le membre obliquement.

Le malade est alors amené sur le bord du lit d'opération et deux aides fixent solidement le bassin. Le chirurgien, glissant son bras gauche sous le membre malade, de façon à mettre le creux poplité à cheval sur son coude, saisit vigoureusement la jambe de la main droite, et cherche à la fléchir lentement, mais sous une pression égale et continue. Elle cède bientôt un peu, mais sans qu'on ait entendu de craquement; on n'a encore obtenu qu'une distension des adhérences. Il faut alors procéder à des mouvements alternatifs de flexion et d'extension, destinés à assouplir la jointure et à rompre les adhérences. Des craquements ne tardent pas en effet à se faire entendre : ils sont parfois assez forts pour être entendus des assistants, mais la main appliquée sur le genou les perçoit bien mieux que l'oreille. Les mouvements doivent se faire avec une sage lenteur, sans aucune brusquerie, et augmenter graduellement d'amplitude jusqu'à ce qu'on ait obtenu un degré prononcé de flexion. Il ne faut pas craindre de consacrer cinq ou même dix minutes à ce premier temps de l'opération. Dès les premiers craquements la rotule est devenue mobile et a quitté la face antérieure du condyle externe pour reprendre sa place sur le sillon inter-condylien.

Il est maintenant nécessaire d'imprimer à la jambe quelques mouvements de rotation, puis on l'amène progressivement vers l'extension. A ce moment on voit le tibia se porter peu à peu en arrière, et les condyles faire en avant une saillie prononcée. L'heure est venue de commencer les tractions, pour empêcher un déplacement imminent des extrémités osseuses. La traction est aussitôt portée à 10 kilogr., puis à 15 et à 20, sans secousse et en la maintenant quelques instants à chaque division du dynamomètre. Pendant ce temps le chirurgien ne reste pas inactif; d'une main il appuie fortement sur l'extrémité inférieure du fémur, tandis que de l'autre il repousse en avant la partie supérieure du tibia. Il continue ces mouvements et fait augmenter progressivement la traction jusqu'à ce que les surfaces articulaires soient dans leurs rapports normaux et le membre dans la rectitude complète. Sous l'influence de la traction et des malaxations, les saillies sous-cutanées des muscles ont aussi complétement disparu. La force qu'il est nécessaire de déployer est très-variable, selon l'ancienneté et la solidité de l'ankylose : elle a été de 55 kilogr. pour Claudine Vouillon et de 90 pour Marguerite Vincent. Nous croyons qu'il ne faudrait pas dépasser beaucoup ce dernier chiffre. En tout cas, le point capital est d'aller lentement et progressivement, nous ne saurions trop le répéter.

Dès que le membre est parfaitement étendu et que le genou a à peu près récupéré son aspect normal, on procède à l'application du bandage, en maintenant la traction au point le plus élevé où elle a été portée. Le membre est entouré d'une couche de ouate uniforme et suffisamment épaisse pour protéger les tissus contre la pression rigide des attelles ; il faut surtout songer à garantir les saillies osseuses. On a eu soin de préparer des attelles de carton ayant environ 5 centimètres de largeur et la longueur du membre. Au moment de s'en servir, on les trempe dans l'eau chaude pour les rendre plus souples. Elles doivent s'arrêter en bas, un peu audessus des malléoles et remonter jusqu'à la racine de la cuisse. L'une est placée en avant, l'autre en arrière, et deux sur les parties latérales; au niveau du genou il est bon de les doubler en avant et en arrière pour obtenir une plus grande solidité. On les fixe alors vigoureusement avec des bandes imprégnées de silicate de potasse, que l'on superpose en grand nombre, car on doit viser à une immobilisation absolue. Pour cela, il est nécessaire que le bandage remonte jusqu'au bassin, qu'il serait même peut-être bon de fixer.

Le bandage achevé, on cesse la traction et on applique provisoirement deux attelles de fil de fer en avant et en arrière; elles ont pour but de maintenir la rigidité du bandage pendant sa dessiccation; on les enlève le deuxième jour. Pendant les vingt-quatre heures qui suivent l'opération, quelquefois pendant deux ou trois jours, l'opéré se plaint de souffrances très-vives dans le genou. Aussi convient-il de prescrire une potion avec trois à quatre gr. de chloral : si la douleur ne se calme pas, on a recours aux injections sous-cutanées de morphine. Le douzième jour environ, quand les douleurs ont totalement disparu, on permet la marche au malade, mais le bandage ne doit être enlevé que vers le quarantième jour. On le valve d'abord pour prendre les mesures du tuteur, puis on le réapplique jusqu'à ce qu'on puisse le remplacer par ce dernier.

M. Desgranges n'a jamais eu à déplorer d'accident par ce procédé, car on ne doit pas considérer comme un accident la petite eschare de Claudine Vouillon. Sur huit cas il a obtenu huit guérisons, et nous verrons bientô en parcourant les observations, combien les résultats ultérieurs ont été beaux. Régularité des formes articulaires, nulle trace de luxation, rectitude parfaite du membre, et, par conséquent, marche sans boîterie et solidité de la jambe qui remplit admirablement sa fonction de support. Voilà ce que donne l'emploi de ce nouveau procédé. Un avantage qu'il a encore sur les autres, c'est qu'il rend complétement inutiles les sections tendineuses, ainsi que nous l'avons déjà vu.

Le tuteur qu'on substitue au bandage doit remplir une double indication, assurer l'immobilité de la jointure et la décharger du poids du corps. L'appareil de Bonnet est le plus parfait de tous. Il prend son point d'appui sur l'ischion par deux tiges d'acier latérales qui transmettent directement la pression du tronc à une bottine sur laquelle elles s'insèrent; de plus, une genouillère en peau de chien fait sur la jointure une compression douce et uniforme, et la met ainsi à l'abri des chocs, des déviations et des engorgements.

Quant à la façon dont les tractions empêchent les déplacements du tibia, elle est facile à comprendre. Nous avons vu, dans la seconde partie de notre travail, que le tibia est maintenu en arrière des condyles par le ligament externe, ce qui occasionne, quand on tente le redressement, un mouvement de bascule de cet os en arrière, au lieu du mouvement de glissement en avant qui a lieu dans l'extension physiologique. Mais si, par une traction sagement calculée, on lutte contre cette tendance du tibia à basculer en arrière, en même temps qu'avec les mains on s'efforce de repousser les condyles en arrière et le tibia en avant, on comprend que le déplacement ne puisse avoir lieu. Le ligament externe rétracté subit une légère élongation ; il en est de même de toutes les adhérences et des muscles qui avaient été immobilisés dans le relâchement. Il ne reste plus qu'à fixer la jointure dans sa nouvelle situation, ce qu'on fait en appliquant le bandage sous la traction des moufles.

Passons maintenant en revue les succès obtenus par la méthode; nous commencerons par le dernier cas observé, parce que c'est celui qui nous a le plus vivement frappé.

Observation. I. Claudine Vouillon, née à Villefranche (Rhône), ouvrière en soie, 24 ans, entrée le 10 octobre 1878 à l'Hôtel-Dieu, salle Sainte-Anne, nº 19.

Bonne santé antérieure. Il y a huit mois, cette malade fait une chute sur le genou gauche. A la suite de ce traumatisme la marche devint gênée, mais elle put s'effectuer encore pendant un mois. Après cet intervalle de temps, elle devint absolument impossible, une inflammation très-vive se développa dans le genou et la jeune fille dut garder le repos. Six mois après le traumatisme, on fit une cautérisation pointillée sur la partie malade. Pendant toute la durée du traitement, l'articulation fut immobilisée dans une mauvaise position. Actuellement les douleurs ont complétement disparu, mais les mouvements soit spontanés, soit communiqués, sont impossibles.

A l'examen : genou gauche fléchi à angle obtus, maigreur du membre, gonflement considérable de l'articulation. Les tendons fléchisseurs sont très-tendus sous la peau. Rotation de la jambe en dehors. Les condyles font saillie en avant, le tibia semble un peu porté en arrière, mais on n'a pas de vraie luxation.

Mensuration. — Du grand trochanter à la malléole externe: côté sain 0,73 ; côté malade 0,64 ; flèche 0,16.

Circonférence du genou des deux côtés 0,37.

Circonférence du mollet : côté malade 0,26 ; côté sain 0,31.

Circonférence de la cuisse ; côté malade 0,31 ; côté sain 0,33.

Inclinaison du bassin du côté malade ; marche très-difficile.

Opération, 6 décembre 1878. Ayant choisi ce cas comme type, nous renvoyons la description de l'opération à l'exposé de notre procédé opératoire.

Le 7 décembre. La malade a beaucoup souffert hier soir, malgré l'administration de 5 gr. de chloral. Les douleurs sont calmées ce matin : on continue néanmoins la potion au chloral.

Le 9. Douleurs lancinantes au talon : on pratique une fenêtre au bandage et on constate une teinte rouge lie-de-vin de la peau, ayant la dimension d'une pièce de 1 fr.

Le 10. Léger gonflement du talon, les douleurs diminuent.

Le 20. Elimination de l'eschare ; le derme est seul intéressé. On permet à la malade de marcher avec son bandage, ce qu'elle fait avec facilité, sans boiterie et sans souffrance.

20 janvier. On valve le bandage pour prendre la mesure d'un tuteur, puis on le resserre avec quelques bandes : la plaie du talon se cicatrise lentement. Depuis plus d'un mois, la malade marche sans éprouver aucune souffrance.

8 février. Etat local : gonflement uniforme du genou, qui paraît surtout dû à l'empâtement des parties molles ; les surfaces osseuses sont à leur place respective. Pas de douleur à la pression, excepté quand on tente de fléchir le membre. Rectitude complète du membre inférieur. Aucune trace de luxation.

Mensuration : De l'épine iliaque antéro-supérieure au sommet des malléoles 0,75 centim. et demi des deux côtés.

Circonférence du genou : côté sain 0,33 ; côté malade 0,37.

Diamètre des condyles pris avec le compas d'épaisseur : 0,09 de chaque côté.

Diamètre antéro-postérieur du genou : côté sain 0,09 ; côté malade 0,10.

Les circonférences de la cuisse et du mollet diffèrent peu de chaque côté.

Le 10. La malade marche sans éprouver de douleur et sans boiter, en s'appuyant légèrement sur une canne. La percussion forte du talon ne la fait pas souffrir : pas le moindre symptôme d'arthrite. On va lui enlever définitivement le bandage silicaté et le remplacer par le tuteur Bonnet, avec lequel elle quittera l'hôpital. Elle pourra dès lors vaquer à ses occupations.

L'observation de Claudine Vouillon montre nettement tous les avantages du nouveau procédé que nous avons décrit, et elle est bien faite pour entraîner de prime abord la conviction. Nous avions en effet affaire à une ankylose déjà ancienne ; l'angle de flexion était considérable, la subluxation imminente ; les tendons des fléchisseurs faisaient une forte saillie sous la peau ; le membre malade était raccourci de 9 centimètres ; si bien que la marche était totalement impossible. Pourtant les suites opératoires sont très-simples : on a, le premier jour, d'assez fortes douleurs qui cèdent très-promptement à l'administration du chloral, puis une eschare superficielle au talon, et c'est tout. Quant aux résultats, ils ne peuvent être meilleurs. Le membre, complétement redressé, est de la même longueur que son congénère, et on n'observe pas de subluxation malgré la prédisposition manifeste qui avait été constatée. De plus, on a pu éviter les sections tendineuses qui paraissaient indiquées au premier aspect. Le membre supporte très-bien le poids du corps, et cela sans souffrance. C'est donc un vrai triomphe pour la méthode de M. Desgranges.

Obs. II. — Clotilde Perrachon, 14 ans, née à Lyon, dévideuse, entre le 18 février 1858, à la salle Saint-Paul, nº 78.

Cette jeune fille, qui paraît être d'un tempérament scrofuleux habite un appartement très-humide. Elle fut prise, il y a environ un an et demi, d'un gonflement considérable du genou droit, gonflement dont le développement fut assez lent. La malade n'a jamais eu que des douleurs médiocres : ces douleurs devenaient cependant très-vives dans les mouvements un peu étendus. Jamais de suppuration ni de trajets fistuleux. Les mouvements d'abord un peu douloureux et embarrassés devinrent de plus en plus difficiles, et il y a une dizaine de mois l'ankylose se montra complète.

Aujourd'hui le genou présente une tuméfaction encore très-manifeste, tuméfaction résultant d'un gonflement osseux, qui s'observe surtout en dedans de l'articulation et qui a en quelque sorte effacé les saillies et les dépressions normales de la région. Toutefois la rotule se perçoit facilement et elle est assez adhérente au condyle externe. Les condyles du fémur paraissent être sur un plan antérieur aux tubérosités tibiales et il y a un léger raccourcissement de la jambe. L'angle de flexion est de 130° environ.

26 mars. Opération. Anesthésie. La flexion forcée ne rencontre aucune résistance ; craquements intra-articulaires. L'extension s'opère également sans difficulté. On la maintient modérée dans un appareil à extension continue et progressive.

Le 27. Quelques douleurs dans le genou. Pas de sommeil, agitation. Pas de fièvre ; bon état général.

Le 28. Les douleurs ont cessé : la position du membre est assez bien supportée. On augmente l'extension d'un cran de la courroie.

Le 31. Une bande enroulée autour de l'appareil refoule le genou contre la gouttière et contribue à augmenter l'extension.

6 avril. Opération (2e séance). Ethérisation. Tractions exercées sur la jambe au moyen de moufles. La jambe est allongée : retour de l'extrémité supérieure du tibia en avant ; ce retour est assez complet pour rendre au genou son aspect normal. On établit un bandage amidonné avec attelle solide en arrière. On ne sectionne aucun tendon.

Le 7. Quelques douleurs dans le genou. Sommeil, pas de fièvre.

Le 9. La malade ne souffre plus : elle a même un peu marché à l'aide de béquilles.

14 mai. Douleurs persistantes déterminées par la compression du bandage, on défait sa partie supérieure pour enlever l'attelle de

bois placée à la partie postérieure du membre. Puis on réapplique le bandage amidonné avec quatre attelles de carton.

15 juin. L'appareil est enlevé et remplacé par un tuteur : le membre est très-droit. La malade commence à marcher assez facilement et sans douleur en s'aidant d'un bâton.

15 juillet. La malade n'a plus besoin de son bâton. La marche est ferme et assurée. Douches, bains sulfureux.

8 septembre. Le membre est ankylosé dans une rectitude parfaite : les surfaces articulaires présentent une configuration à peu près normale : pas de subluxation. La marche est facile, sans douleur, ferme et assurée, sans autre gêne que celle qui résulte de l'ankylose du genou. L'état général est très-bon : la malade a pris de l'embonpoint durant son séjour à l'hôpital. Exeat.

Obs. III.— Magdeleine Rabillon, 12 ans, née à Lyon, dévideuse, entre à l'Hôtel-Dieu, salle Saint-Paul, n° 80, le 8 septembre 1858.

Tumeur blanche ancienne qui a déterminé une première ankylose à angle droit. Une première fois, l'an dernier, on ramène le membre à une rectitude à peu près complète : la rupture avait amené de bons résultats, mais après sa sortie de l'hôpital, cette jeune fille enleva son appareil et la flexion se reproduisit peu à peu, malgré la section du biceps qui avait été pratiquée. Actuellement la jambe forme avec la cuisse un angle droit. Tout mouvement est impossible ; l'ankylose paraît complète. Les extrémités osseuses du tibia et du fémur sont gonflées : le genou gauche est un peu plus volumineux que l'autre. Ce sont là les seules traces de la tumeur blanche. On ne sent plus d'engorgement des parties molles. Saillie assez prononcée des condyles en avant, mais pas de subluxation véritable. Les muscles biceps, demi-tendineux et demi-membraneux font une saillie considérable sous la peau. Le tendon rotulien est tendu : la rotule est immobile. Jambe un peu amaigrie. Pied déjeté en dehors. Marche impossible : pas de douleurs. Etat général assez bon, quoique la malade porte au plus haut degré le cachet scrofuleux (nez épaté, lèvre supérieure volumineuse, gonflement des paupières et de la face).

Le 23. Opération. Ethérisation préalable. Mouvements forcés

de flexion : on entend les craquements caractéristiques de la rupture de l'ankylose. Cependant l'extension ne peut encore se faire complétement. On passe alors sous le pli de l'aine un lacs contr'extenseur qui est fixé au mur : on attache sur le cou-de-pied un lacs extenseur adapté à un système de moufles. La jambe est ramenée ainsi peu à peu dans l'extension complète, et pendant que la traction des moufles continue, on applique un bandage amidonné avec une attelle de bois à la partie postérieure. Pas de section de tendons.

Le 24. Douleurs très-vives pendant la journée, pas de sommeil; peu de fièvre cependant. Langue blanche. Le bandage n'est pas trop fortement serré ; néanmoins comme les douleurs sont insupportables et que du reste le bandage amidonné est sec, on enlève l'attelle de bois.

Le 25. Les douleurs se calment, repos, langue presque normale, appétit.

Le 29. Le bandage amidonné est enlevé et remplacé par un tuteur. La tuméfaction du genou a diminué : le membre est plus droit qu'après l'opération de l'an dernier, au dire de la malade et de la sœur.

31 décembre 1885. Une affection intercurrente des paupières a retenu la malade à l'hôpital jusqu'à ce jour. A l'aide de son tuteur, la malade marche avec assurance et sans fatigue : elle n'a pas même besoin de se servir de canne. Le genou est ferme et en position rectiligne. Les surfaces articulaires sont bien à leur place malgré la forte tendance à la subluxation, qu'on avait constaté à l'entrée. Exeat.

Il est impossible de trouver des cas plus concluants que ces deux derniers. Dans l'observation III, la traction triomphe où les sections tendineuses avaient partiellement échoué quelques mois auparavant, et, dans les deux cas, les membres sont ramenés dans l'extension parfaite, malgré une ankylose à angle droit qui ne permettait aucun mouvement. Enfin, les surfaces articulaires reprennent leur configuration normale, bien que la subluxation fût imminente et même en voie de se produire. M. Desgranges a bien voulu nous communiquer deux autres succès du redressement avec traction : l'un et l'autre appartiennent à sa pratique civile.

Obs. IV. — Un enfant de 10 ans, Etienne ... est porteur d'une ankylose fibreuse du genou droit, suite d'arthrite chronique. La flexion de la jambe sur la cuisse est de 110 à 120°, l'immobilité est à peu près complète. Opération le 24 mai 1869 par le procédé qu'emploie ordinairement M. Desgranges: la traction avec les moufles était d'autant plus indiquée ici que la tendance à la subluxation était évidente. Pas de section tendineuse. Après un mois d'immobilisation dans le bandage amidonné, le malade peut marcher avec un tuteur. Le membre est droit, les surfaces articulaires ont presque l'aspect normal. M. Desgranges qui voit souvent cet enfant a le plaisir de constater le maintien de sa guérison. Pendant l'été de 1878, Etienne .. , alors âgé de 20 ans, est revu une dernière fois. Son membre est droit et ne présente pas de raccourcissement apparent ; le genou a sa forme normale, cependant les condyles semblent un peu plus volumineux que ceux du côté opposé. La marche s'opère bien et sans boiterie : l'usage du tuteur est depuis peu définitivement abandonné. Bonne santé : développement régulier du corps.

Obs. V. — Jeune fille de 10 ans, affectée d'une ankylose fibreuse du genou : les adhérences très-solides sont le reliquat d'une tumeur blanche. On les rompt par les manœuvres habituelles, puis le membre est redressé au moyen de la traction avec les moufles, et immédiatement mis en bandage amidonné. L'opération a lieu dans le courant de l'année 1868, sans section préalable de tendons. Guérison opératoire. Membre ankylosé dans la rectitude complète. Pas de déformation notable du genou. Marche assez facile avec un tuteur. M. Desgranges n'a pu revoir cette malade, mais tout fait présumer que la guérison s'est maintenue.

Obs. VI.—Rollet (Jean), né à Saint-Maurice-de-Renens (Rhône), cultivateur, 59 ans, bonne constitution, entre à l'Hôtel-Dieu, salle Saint-Philippe, n° 14, le 28 mai 1872.

Antécédents. — Père et mère morts âgés. Un frère et une sœur morts à l'âge de 40 ans, d'affections inconnues.

Douleurs rhumatismales dans sa jeunesse. La maladie actuelle a débuté au mois de janvier 1872 : douleurs qui durèrent deux mois dans les épaules et les jambes, fièvre violente et palpitations. Puis toutes les jointures devinrent libres, moins celles du genou droit. Tuméfaction considérable de l'article, douleur très-intense, insomnie, santé générale troublée, flexion du membre et impossibilité de l'étendre. Vers le mois d'avril les symptômes aigus cédèrent, la jambe reprit son volume normal, mais la position resta vicieuse.

A l'examen on trouve un membre fléchi à angle obtus peu ouvert. Les saillies osseuses et la rotule sont à leur place. Les muscles qui environnent le genou ne sont pas très-tendus : le membre ne peut pas s'allonger; cependant il y a encore un petit mouvement dans l'articulation. L'état général est bon : palpitations, irrégularité dans le rhythme des battements du cœur.

5 juin. Opération. Anesthésie. Pas de section de tendons. Dans le premier temps, à l'aide des mains, la jambe est fléchie sur la cuisse, on entend des craquements, la rupture est opérée. Dans le second temps, on pratique la rupture dans le sens contraire, à l'aide des moufles. La jambe est ramenée à très-peu de chose près dans sa position normale. Pendant que la jambe est encore tendue par les moufles, on place un bandage silicaté renforcé par des attelles en fer de chaque côté et par une attelle en bois sous la jambe.

Le 8. Le malade a beaucoup souffert depuis l'opération, mais les douleurs diminuent : enfin elles cessent bientôt complétement.

Le 24. On coupe le bandage un peu au-dessus des malléoles et le pied est dégagé. On fait faire des mouvements au pied à l'aide de l'appareil articulé. Le membre reste toujours dans la même position.

25 juillet. Le bandage silicaté est enlevé et remplacé par un tuteur.

Le 27. Sortie du malade, Le membre est ankylosé dans une rectitude à peu près complète : il n'y a pas de raccourcissement, presque pas de gonflement articulaire ni de déformation. La marche est facile à l'aide du tuteur et elle se fait sans boiterie.

Obs. VII. Beyssac (Marie-Rose), 12 ans, entrée le 6 mars 1876 à l'Hôtel-Dieu, salle Sainte-Anne.

Issue de parents bien portants, elle a elle-même toujours joui d'une bonne santé. Il y a six mois, sans cause appréciable, elle commença à ressentir des douleurs dans le genou gauche : dès le début les souffrances furent très-vives et obligèrent la petite malade à garder le lit pendant plus d'un mois. Application d'une série de vésicatoires. Les douleurs qui avaient débuté à l'extrémité inférieure du fémur s'étendirent bientôt dans les deux tiers inférieurs de cet os. Un mois après le début des accidents un abcès s'ouvrit au tiers interne et supérieur de la cuisse. Le trajet fistuleux donna, pendant quinze jours seulement, issue à un pus clair et filant, puis il se referma. La malade fut dès lors presque condamnée au repos, elle ne marchait qu'avec des béquilles et ne pouvait s'appuyer sur la jambe gauche sans souffrir ; dès ce moment, ses mouvements étaient à peu près aussi limités qu'à cette heure. Jamais on ne tenta l'extension, le traitement se borna à des badigeonnages à la teinture d'iode.

Actuellement la jambe fléchie sur la cuisse forme un angle de 120° dans l'extension forcée. Les mouvements de flexion sont libres suivant un arc de 60°. Lorsqu'on essaie d'étendre la cuisse, on sent dans le creux poplité des saillies tendineuses qui limitent l'extension. L'articulation du genou est saine, les mouvements ne sont nullement douloureux et s'il a existé à un moment donné un peu d'arthrite, elle a été secondaire, et a totalement disparu à ce jour. Le fémur, jusqu'à son tiers supérieur, est le siége d'une hyperostose notable qui est des plus marquées dans son tiers inférieur. Cette différence de volume entre le côté sain et le côté malade se constate aisément au toucher, et d'autant mieux qu'à gauche les muscles sont atrophiés. Au niveau des condyles, différence entre le côté sain et le côté malade, 10 à 12 millimètres. A une forte pression l'os est douloureux dans son tiers inférieur. A la partie interne et supérieure de la cuisse on voit deux cicatrices de la largeur d'une pièce de 50 centimes provenant d'un ancien trajet fistuleux. Rien à la hanche.

15 mars. Application d'un bandage amidonné.

Le 16. On le sectionne au niveau de l'articulation.

Le 18. On place l'appareil à extension de Bonnet : la jeune malade le supporte mal.

15 avril. La jambe est plus étendue.

Le 25. On sectionne le bandage pour placer la malade dans une gouttière.

3 juin. L'état est sensiblement le même, la jambe est toujours fléchie et fait avec la cuisse un angle considérable. Extension forcée à l'aide des moufles, après anesthésie ; pas de section de tendons; application d'un bandage silicaté prenant la jambe et la cuisse et muni d'une attelle postérieure. Le soir la petite malade souffre un peu.

Le 4. La malade a bien dormi; les douleurs sont moins vives.

Le 6. La malade se lève avec son bandage.

Le 7. Elle descend à la cour.

Le 14. Départ de la malade avec son bandage qui lui permet de marcher sans difficulté. La jambe est très-droite et supporte bien le corps. Les surfaces articulaires sont en contact parfait.

Obs. VIII. — Marguerite Vincent, née à Sure-le-Comtat (Loire), cultivatrice, 21 ans, entrée le 28 décembre 1876 à l'Hôtel-Dieu, salle Sainte-Anne, nº 12.

Bonne santé habituelle. Pas d'arthropathie antérieure. Cette malade a accouché le 15 août 1876 après une grossesse excellente. Trois jours après sa couche, elle put se lever et marcher, mais le quatrième jour elle commença à ressentir des douleurs assez vives dans le genou droit et à la face postérieure de la jambe du même côté. Le genou devint bientôt le siége d'une tuméfaction assez considérable, et à la jambe dans le point douloureux, il se forma un abcès qui fut ouvert par le bistouri. Pour éviter les douleurs que lui causait l'extension de la jambe, elle la maintint dans la flexion sur la cuisse, et après la disparition des accidents il lui fut impossible de rendre à son membre la rectitude qu'il avait auparavant.

A l'état de repos, elle n'éprouve pas de douleur, mais la marche est impossible. A l'examen, gonflement du genou et légère augmentation de volume du tibia à sa partie supérieure. Amaigrissement prononcé du membre. A la partie postérieure, saillie du bord interne du creux poplité; saillie moins forte du bord externe. De légers mouvements peuvent encore être produits dans la jointure. Etat général laissant à désirer.

15 janvier. Opération. Anesthésie, pas de section tendineuse. Rupture de l'ankylose en deux temps : 1° flexion ; 2° extension à l'aide de moufles, avec une force de 90 kilog. Le membre étant droit, application d'un bandage silicaté qu'on laisse en place jusqu'au 15 mars. Sortie le 22 mars, la malade marche très-bien à l'aide d'un tuteur: le genou est ankylosé dans une rectitude complète. Forme à peu près normale de l'article : pas de trace de subluxation.

L'observation IV est très-intéressante, car elle nous permet de voir les résultats éloignés du redressement avec tractions. Ces résultats sont aussi satisfaisants que possible, puisque Etienne D... peut marcher avec fermeté et sans claudication, bien qu'il ait depuis longtemps abandonné son tuteur.

L'observation VII nous montre que les muscles sont un faible obstacle au redressement, puisqu'il s'opère facilement avec les tractions, malgré une forte saillie des tendons sous la peau. Enfin, dans tous les cas, le membre a été ramené à une rectitude à peu près complète et la luxation totalement évitée.

CONCLUSIONS

Ce ne sont pas les muscles, mais les lésions articulaires qui opposent le principal obstacle au redressement de l'ankylose du genou.

Les muscles jouent encore un rôle très-secondaire dans la production des luxations observées pendant les tentatives de redressement ; ce sont les altérations de la capsule et des ligaments, surtout du ligament externe, qui occasionnent le déplacement des extrémités osseuses.

Les sections tendineuses doivent être rejetées du traitement de l'ankylose du genou, au moins dans la généralité des cas.

La subluxation du tibia en arrière et en dehors est fréquente pendant l'opération du redressement par les procédés ordinaires ; aucun moyen de l'éviter n'a été donné jusqu'ici.

On prévient sûrement cette subluxation par le procédé de redressement avec traction par les moufles, et par l'application du bandge silicaté pendant l'extension mécanique.

aris. — A. PARENT, imprimeur de la Faculté de Médecine, rue M.-le-Prince, 29-31

www.ingramcontent.com/pod-product-compliance
Ingram Content Group UK Ltd.
Pitfield, Milton Keynes, MK11 3LW, UK
UKHW021506260726
13993UKWH00004B/1578